BEI GRIN MACHT SICH IHR WISSEN BEZAHLT

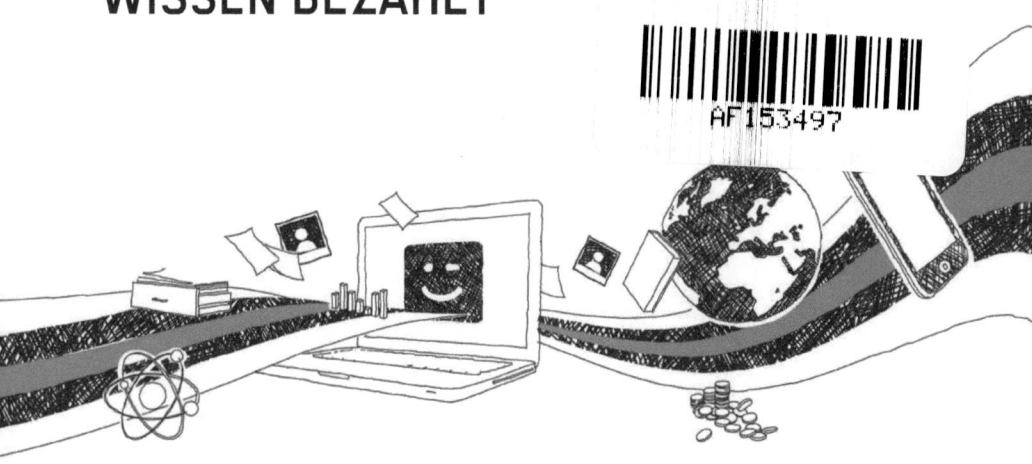

- Wir veröffentlichen Ihre Hausarbeit,
  Bachelor- und Masterarbeit

- Ihr eigenes eBook und Buch -
  weltweit in allen wichtigen Shops

- Verdienen Sie an jedem Verkauf

Jetzt bei www.GRIN.com hochladen und kostenlos publizieren

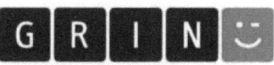

Konzepte und Strategien der individuellen Gesundheitsförderung

Selina Glaubitz

Bibliografische Information der Deutschen Nationalbibliothek:

Die Deutsche Nationalbibliothek verzeichnet diese Publikation in der Deutschen Nationalbibliografie; detaillierte bibliografische Daten sind im Internet über http://dnb.d-nb.de abrufbar.

ISBN: 9783346604224
Dieses Buch ist auch als E-Book erhältlich.

Druck und Bindung: Books on Demand GmbH, Norderstedt Germany
Gedruckt auf säurefreiem Papier aus verantwortungsvollen Quellen

Das vorliegende Werk wurde sorgfältig erarbeitet. Dennoch übernehmen Autoren und Verlag für die Richtigkeit von Angaben, Hinweisen, Links und Ratschlägen sowie eventuelle Druckfehler keine Haftung.

Das Buch bei GRIN: https://www.grin.com/document/1176527

X Hausarbeit

— Skript

Name, Vorname:	**Glaubitz, Selina**
Modul:	**Konzepte und Strategien der individuellen Gesundheits-förderung**
Studiengang:	**BGM**
Datum Präsenzphase:	**17. - 19.08.2020**
Aufgabe:	**Entwicklung einer Präventionsmaßnahme in Form eines Kursprogramms**

Inhaltsverzeichnis

1. Grundlegende Informationen zur Präventionsmaßnahme

1.1. Bezeichnung des Kursangebotes

Das Kursprogramm wird den Titel „Fit durch den Alltag" tragen. Hierdurch kommt der hohe Alltagsbezug der Maßnahme zum Ausdruck. Außerdem wird die Zielgruppe der körperlich inaktiven Personen angesprochen, die einen Anreiz sehen sollen, ihren Alltag durch das Programm besser zu meistern.

1.2. Handlungsfeld und Präventionsprinzip

Das Kursprogramm ist dem Handlungsfeld Bewegungsgewohnheiten und dem Präventionsprinzip „Reduzierung von Bewegungsmangel durch gesundheitssportliche Aktivität" zuzuordnen.

1.3. Bedarf

Mangelnde körperliche Aktivität stellt ein Risikoverhalten dar, das zu verschiedenen nichtübertragbaren chronisch-degenerativen Erkrankungen (engl. noncommunicable diseases [NCD]) führen kann. Die Deutsche Allianz Nichtübertragbare Krankheiten ([DANK]; Effertz et al., 2014) nennt Bewegungsmangel als einen der Hauptursachen nichtübertragbarer Krankheiten. Diese wiederum waren 2016 in Deutschland die Ursache für 839.500 frühzeitige Todesfälle und werden von der WHO als Ursache für 91 % aller Todesfälle genannt (World Health Organisation [WHO], 2018). Zuerst soll jedoch die Datenlage zur körperlichen Aktivität der deutschen Bevölkerung näher betrachtet werden. In den folgenden Kapiteln der vorliegenden Arbeit wird die Zielgruppe des Kursprogramms auf Erwachsene eingeschränkt, weshalb auch das Aktivitätsverhalten dieser Bevölkerungsgruppe näher betrachtet wird. Die DEGS1-Studie liefert dazu Daten für Erwachsene zwischen 18 und 79 Jahren (Krug et al., 2013):

24,5 % der Frauen und 23,3 % der Männer achten wenig bis gar nicht auf ausreichende Bewegung. Insgesamt wird im Alter von 30-39 Jahren am wenigsten auf körperliche Aktivität geachtet. Außerdem ist der Stellenwert der Bewegung bei Personen mit hohem Sozialstatus höher als bei Männern und Frauen mit niedrigem oder mittlerem sozialen Status. Vor allem bei den Frauen wird zudem eine Diskrepanz zwischen der Aussage, auf ausreichende Bewegung zu achten und dem tatsächlichen Handeln deutlich. Nur 15,5 % der Frauen erreichen die Empfehlungen der WHO, 150 Minuten pro Tag körperlich aktiv zu sein. Bei den Männern ist der Wert mit 25,4 % leicht über dem Anteil derer, die auf Bewegung achten. Hier ist zudem sehr auffallend, dass jüngere Männer zwischen 18 und 29 Jahren zu 41,3 % das Ziel von 2,5 Stunden körperlicher Aktivität in der Woche erreichen, dieser Wert fällt dann mit zunehmendem Alter bis auf 16,5 % bei den über 70-jährigen. Bei den Frauen ist altersmäßig kein signifikanter Unterschied erkennbar. Unterschiede zwischen hohem und niedrigem sozialen Status wurden im Hinblick auf die körperliche Aktivität keine festgestellt. Sportlich inaktiv sind 33,0 % der deutschen Männer und 34,3 % der deutschen Frauen. Die 18- bis 29-jährigen Frauen treiben mit 27,5 % am häufigsten regelmäßig mindestens zwei Stunden pro Woche Sport, diejenigen zwischen 30 und 39 signifikant weniger. Zwischen 40 und 69 Jahren ist kein signifikanter Unterschied in der sportlichen Aktivität festzustellen, die mit durchschnittlich 22,8 % über der der 30- bis 39-jährigen liegt. Ab 70 Jahren sind 44,9 % der Frauen sportlich inaktiv. Bei den Männern sind nur 17,6 % der 18- bis 29-jährigen sportlich inaktiv, dieser Wert nimmt tendenziell zu, ab 70 Jahren treiben 44,4 % der Männer keinen Sport. Insgesamt betätigen sich Männer öfter mindestens zwei Stunden pro Woche sportlich, außer im Alter zwischen 50 und 59 Jahren. Außerdem liefert die DEGS1-Studie bezüglich sportlicher Aktivität deutliche Unterschiede zwischen Männern und Frauen mit hohem und Personen mit mittlerem oder niedrigem Sozialstatus. So sind Frauen mit hohem sozialen Status etwa doppelt so häufig (33,7%) mindestens zwei Stunden pro Woche sportlich aktiv als Frauen mit niedrigem Sozialstatus (16,3 %). Bei Männern ist der Unterschied entscheidender bei denjenigen, die sich gar nicht sportlich betätigen. Liegt der Wert bei Männern mit niedrigem Sozialstatus über der Hälfte (51,3 %), so liegt er bei denjenigen mit hohem Sozialstatus unter einem Fünftel (19,0 %). Laut Finger, Mensink, Banzer, Lampert und Tylleskär (2017) hat die GEDA 2014/2015-EHIS

Studie ergeben, dass 42,6 % der Frauen und 48,0 % der Männer mit 2,5 Stunden Ausdauertraining (aerobe körperliche Aktivität) die Empfehlung der WHO erreichen. In dieser Studie wurde ebenfalls die Anzahl an muskelkräftigenden Einheiten pro Woche untersucht. Hierbei erreichen 27,6 % der Frauen und 31,2 % der Männer das Soll, das die WHO mit zwei Trainingseinheiten pro Woche vorgibt. Auch die GEDA - Studie zeigt, dass Männer unter 30 aktiver sind als ältere und dass es bei Frauen keine einheitliche Verteilung bezüglich der Altersklassen gibt. Die Frauen zwischen 45 und 64 Jahren sind am aktivsten. Die Kombination aus Ausdauer- und Krafttraining gemäß den Empfehlungen erreichen nur 20,5 % der Frauen und 24,7 % der Männer. Insgesamt ist zudem festzustellen, dass bei beiden Geschlechtern und in allen Altersklassen die Personen mit höherem Bildungsstatus sowohl mehr Ausdauer- als auch mehr Krafttraining betreiben.

Betrachtet man die Ergebnisse dieser beiden breit angelegten Studien, kann festgehalten werden, dass das größte Präventionspotenzial bezüglich des Bewegungsverhaltens bei Männern zunehmenden Alters und Frauen zwischen 30 und 39 Jahren liegt. Außerdem sollten Personen mit niedrigerem Sozialstatus stärker berücksichtigt werden.

Die WHO hat 2005 „Preventing chronic diseases: a vital investment" veröffentlicht, in dem die Ursachen chronischer Krankheiten, v.a. Herz-Erkrankungen, Schlaganfall, Krebs, chronische-obstruktive Lungenkrankheiten und Diabetes dargestellt werden. Gemäß diesen Ausführungen können die meisten Fälle der chronischen Krankheiten auf allgemeine verhaltensbedingte (ungesunde Ernährung, körperliche Inaktivität und Tabakkonsum) in Kombination mit nicht beeinflussbaren Risikofaktoren (Alter, Geschlecht) zurückgeführt werden. Die WHO zeigt ebenfalls auf, dass diese grundlegenden Risikofaktoren zuerst zu weiteren Faktoren führen, die die Gesundheit negativ beeinflussen. Dazu zählen unter anderem erhöhter Blutdruck und Übergewicht bzw. Adipositas. Deshalb werden auch diese Risikofaktoren, die noch vor dem Auftreten der Erkrankung meist vorliegen, im Folgenden näher betrachtet.

Die Deutsche Adipositas Gesellschaft nennt den Bewegungsmangel als eine der Ursachen für die Entstehung von Übergewicht oder Adipositas (Hauner et al., 2014). Im Umkehrschluss wird ausreichende Bewegung als Präventionsmaßnahme dargestellt, um in Kombination mit bedarfsgerechter Ernährung die Energiezufuhr und den Energieverbrauch zu kontrollieren und so eine Gewichtszunahme zu verhindern. In Deutschland haben nach der GEDA 2014/2015-EHIS 54,0 % der Erwachsenen einen BMI über 25 kg/m² (Schienkiewitz, Mensink, Kuhnert & Lange, 2017). 18,0 % der deutschen Frauen und 18,3 % der Männer sind sogar von einer Adipositas (BMI > 30 kg/m²) betroffen. Für beide Geschlechter ist auffällig, dass sowohl die Prävalenz von Übergewicht als auch der Adipositas mit zunehmendem Alter ansteigt. Da Adipositas selbst nicht nur als Risikofaktor sondern auch als Krankheit gilt, liegen die Krankheitskosten vor, die durch Adipositas verursacht werden. Diese werden in die direkten Kosten (mit der Krankenkasse abgerechneten Leistungen, z.b. Krankengeld, Rehabilitation, Pflegegeld) und die indirekten Kosten (Arbeits- bzw. Produktivitätsausfälle, Arbeits- und Erwerbsunfähigkeit sowie vorzeitiges Versterben) unterteilt. Im Jahr 2015 beliefen sich die direkten Kosten auf 23,39 Milliarden Euro und die indirekten auf 33,65 Milliarden Euro. In Summe entspricht das 57,04 Milliarden Euro, die in Deutschland aufgrund der Adipositas anfallen (Klein, Krupka, Behrendt, Pulst & Bleß, 2016).

Zudem steht die körperliche Aktivität laut Bouchard, Blair & Katzmarzy (2015) auch im Zusammenhang mit erhöhtem Bluthochdruck-Risiko. Auch das Robert-Koch-Institut (RKI) hat in der Gesundheitsberichterstattung des Bundes bekannt gegeben, dass das Risiko für Bluthochdruck durch körperliche Aktivität gesenkt werden kann (Robert Koch-Institut [RKI], 2015). Bereits 30,9 % der Frauen und 32,8 % der Männer in Deutschland haben erhöhten Blutdruck laut der GEDA 2014/2015-EHIS (Neuhauser, Kuhnert & Born, 2017). Auffallend ist hierbei, dass der Anteil an Erkrankten mit zunehmendem Alter ansteigt. So weisen nur 4,2 % der Frauen und 4,4 % der Männer im Alter von 18-29 Jahren einen erhöhten Blutdruck auf, bei den über 65-jährigen sind es 63,8 % der Frauen bzw. 65,1 % der Männer. Die Krankheitskosten aufgrund einer Hypertonie beliefen sich 2015 in Deutschland auf 10.102 Millionen Euro (Statistisches Bundesamt [Destatis], 2020a). Bluthochdruck kann außerdem schwerwiegende Folgen haben, so sollen ca. 13 % aller Todesfälle in Deutschland darauf zurückzuführen sein, außerdem mehr als die Hälfte aller Schlaganfälle und knapp die Hälfte aller Erkrankungen der Herzkranzgefäße (RKI, 2015).

Körperliche Inaktivität in Verbindung mit einer Adipositas und Bluthochdruck sind, wie bereits erwähnt, Risikofaktoren für die Entstehung chronischer Erkrankungen.

Bouchard et al. (2015) nennen Diabetes mellitus Typ 2, Herz-Kreislauferkrankungen, altersbedingte Schwäche und Krebs, als mögliche Folgen körperlicher Inaktivität. Die WHO (2005) führt außerdem noch chronische Erkrankungen der Atemwege und Schlaganfälle explizit auf. Laut Schätzungen von Lee et al. (2012) ist körperliche Inaktivität der Grund für 6 % der weltweiten Herzerkrankungen, außerdem für 7 % der Diabetes mellitus Typ 2 Erkrankungen, jeweils 10 % der Brust- und Darmkrebsfälle und 9 % der frühzeitigen Todesfälle. Um diese Zahlen besser einordnen zu können, werden im Folgenden die Prävalenzen der einzelnen Erkrankungen dargestellt.

Laut der DEGS1 (Heidemann, Du, Schubert, Rathmann & Scheidt-Nave, 2013) erkranken 7,2 % der Erwachsenen in Deutschland in ihrem Leben an Diabetes mellitus, was ca. 4,6 Millionen Deutschen zwischen 18 und 79 Jahren entspricht. Die Lebenszeitprävalenz steigt dabei stetig an, von 3,7 % der 18- bis 39-jährigen Frauen bzw. 0,9 % der 18- bis 39-jährigen Männern auf 21,8 % der Frauen bzw. 22,0 % der Männer zwischen 70 und 79 Jahren. Personen mit niedrigem Sozialstatus sind mehr als doppelt so oft betroffen als Personen mit hohem sozialen Status. Im Jahr 2015 sind in Deutschland durch Diabetes rund 7,4 Milliarden Euro Krankheitskosten entstanden (Destatis, 2020a).

Herz-Kreislauf-Erkrankungen sind Todesursache Nummer Eins in Deutschland (Destatis, 2020b). Rund 345300 Menschen sind 2018 in Deutschland daran gestorben, was einen Anteil von 36,2 % aller Sterbefälle darstellt. Die DEGS1 ergab laut Gößwald, Schienkiewitz, Nowossadeck und Busch (2013), dass 4,7 % der Deutschen zwischen 40 und 79 Jahren schon mal einen Herzinfarkt hatten, 2,5 % der Frauen und 7 % der Männer. Außerdem wurde die Lebenszeitprävalenz der koronaren Herzkrankheiten untersucht. Als Ergebnis stellte sich heraus, dass 6,4 % der deutschen Frauen und 12,3 % der deutschen Männer jeweils zwischen 40 und 79 Jahren in ihrem Leben an einer koronaren Herzkrankheit erkranken. Insgesamt also 9,3 % der Deutschen. Im Jahr 2015 sind für Patienten, die einen Herzinfarkt erlitten haben, über 2,4 Milliarden Euro Krankheitskosten entstanden (Destatis, 2020a). Für sämtliche ischämische Herzkrankheiten (den Herzinfarkt mit einbezogen) sind 2015 circa 6,79 Milliarden Euro Krankheitskosten angefallen. (Destatis, 2020a). Laut Schubert und Lalouschek (2006) ist die arterielle Hypertonie „(d)er wichtigste beeinflussbare Risikofaktor des Schlaganfalles". In Deutschland erleiden rund 2,9 % der 40- bis 79- Jährigen Zeit ihres Lebens einen

Schlaganfall, 2,5 % der Frauen und 3,3 % der Männer, wobei die Prävalenz mit zunehmendem Alter bis auf einen Wert von 6,3 % bei den 70- bis 79- jährigen Frauen und 8,1 % der 70- bis 79- jährigen Männer ansteigt (Busch, Schienkiewitz, Nowossadeck & Gößwald, 2013). Durch Schlaganfälle und dessen Folgen entstanden im Jahr 2015 Krankheitskosten in Höhe von über 9,9 Milliarden Euro (Destatis, 2020a).

Im Jahr 2013 wurde bei über 555.000 Menschen in Deutschland in den vergangenen zehn Jahren Brustkrebs diagnostiziert, die 10-Jahres-Prävalenz für Darmkrebs lag 2013 in Deutschland bei 351.520 (RKI, 2016). Durch Darmkrebs sind 2015 1,9 Millionen Euro an Krankheitskosten in Deutschland angefallen, wegen Brustkrebs waren es sogar knapp 2,2 Millionen Euro (Destatis, 2020a).

Diese Zahlen machen deutlich, dass durch regelmäßige körperliche Aktivität ein entscheidender Beitrag zur Prävention verschiedenster Krankheiten geleistet werden kann, was natürlich einen Vorteil für jeden Einzelnen bringt aber auch für die Bevölkerung im Sinne einer Senkung der Krankheitskosten für das Gesundheitssystem.

1.4. Wirksamkeit

Tab. 1: Wirksamkeit der geplanten Präventionsmaßnahme

Vollständiger bibliografischer Nachweis	Pfeifer, K., & Rütten, A. (2017). Nationale Empfehlungen für Bewegung und Bewegungsförderung. *Das Gesundheitswesen, 79*(S 01), S2–S3.
Darstellung der zentralen evidenzbasierten Handlungsempfehlungen zur Prävention	Die „Nationale(n) Empfehlungen für Bewegung und Bewegungsförderung" basieren auf Empfehlungen der WHO, nationalen Empfehlungen für Bewegung von Kanada, Australien, Großbritannien, Empfehlungen des American College of Sports Medicine (ACSM) sowie „European Guidelines on Cardiovascular Disease Prevention in Clinical Practice". Folgende Mindestempfehlungen werden für Erwachsene zwischen 18 und 65 Jahren ausgesprochen: • Mindestens 150 Minuten pro Woche aerobe körperliche Aktivität mit moderater Intensität oder • mindestens 75 Minuten/Woche aerobe körperliche Aktivität mit höherer Intensität oder • aerobe körperliche Aktivität in entsprechenden Kombinationen beider Intensitäten und • dabei Ansammeln der Gesamtaktivität in mindestens 10-minütigen einzelnen Einheiten verteilt über Tag und Woche (z.B. mind. 3 x 10 Minuten/Tag an fünf Tagen einer Woche) und • zusätzlich muskelkräftigende körperliche Aktivitäten an mindestens zwei Tagen pro Woche
Erläuterung der Bedeutung der Handlungsempfehlungen für die geplante Präventionsmaßnahme	Da ein großer Teil der deutschen Bevölkerung körperlich inaktiv ist, reicht ein Minimum an Bewegung aus, um einen gesundheitlichen Nutzen zu erzielen. Deshalb sollen die Teilnehmer der Präventionsmaßnahme über die gesundheitspositiven Effekte der Bewegung und die Mindestanforderungen aufgeklärt werden. Zudem sollen verschiedene Methoden gezeigt werden, die körperliche Aktivität im Alltag zu steigern und in die tägliche Routine zu integrieren. Außerdem werden unterschiedliche Formen des Ausdauer- und Krafttrainings durchgeführt, um das breite Angebot an Bewegungsmöglichkeiten aufzuzeigen und so die Wahrscheinlichkeit zu erhöhen, eine Bewegungsform zu finden, die den einzelnen Teilnehmern Spaß macht und auch nach Ende des Kurses weiter ausgeführt wird.

1.5. Zielgruppe

Tab. 2: Zielgruppe der geplanten Präventionsmaßnahme

Geschlecht	Alle
Alter/ Altersspanne	Zwischen 33 und 65 Jahren
Sozialstatus	Vorrangig Personen mit niedrigerem Sozialstatus / Bildungsgrad / niedrigerer beruflicher Stellung
Gesundheitsrisiken/-belastungen	Körperliche Inaktivität
Kontraindikationen	• Erkrankungen des respiratorischen Systems • Akute Beschwerden des muskuloskelettalen Systems

1.6. Ziele der Maßnahme

Das erste übergeordnete Ziel der Präventionsmaßnahme ist die Steigerung der körperlichen Aktivität. In 1.3 ist deutlich geworden, dass nur ein geringer Teil der deutschen Bevölkerung das Mindestmaß an gezielter körperlicher Aktivität erreicht. Außerdem wurde aufgezeigt, wie viele verschiedene Erkrankungen durch körperliche Inaktivität begünstigt werden und welche langfristigen Folgen daraus resultieren. Nicht nur für einzelne Betroffene sondern auch das Gesundheitssystem und die Bevölkerung im Allgemeinen, zum Beispiel durch finanzielle Belastungen, die durch die hohen indirekten und direkten Kosten der nichtübertragbaren chronisch-degenerativen Erkrankungen entstehen. Ein weiterer Grund, die körperliche Aktivität zu steigern, ist die Steigerung des Wohlbefindens der Kursteilnehmer. So haben Schulz, Meyer und Langguth (2012) Mechanismen dargestellt, die der Verbesserung der Stimmung durch körperliche Aktivität zugrunde liegen. Sobald die Kursteilnehmer diese Wirkung des Trainings selbst erfahren, steigt die Wahrscheinlichkeit, dass sie die erlernten Bewegungsformen regelmäßig auch nach dem Präventionskurs weiterführen. Ein weiteres Ziel dieser Präventionsmaßnahme ist die Verbesserung der Ausdauerleistungsfähigkeit. Dies spielt natürlich im Alltag jedes Einzelnen Teilnehmers eine entscheidende Rolle, beispielsweise beim täglichen Treppensteigen oder Ausflügen mit der Familie. Andererseits gehen mit einer verbesserten Ausdauerleistungsfähigkeit Anpassungen des respiratorischen Systems, des Herz-Kreislauf-Systems und der Muskulatur einher. Diese Stärkung der physischen Ressourcen, wirkt der Entstehung vieler (nichtübertragbaren chronisch-degenerativen) Erkrankungen entgegen. Das dritte Ziel stellt die Steigerung der Kraftfähigkeit der Kursteilnehmer dar. Zum einen sollen so die Nationalen Empfehlungen für Bewegung und Bewegungsförderung (Pfeifer & Rütten, 2017) umgesetzt werden, die neben des Trainings im aeroben Stoffwechselbereich auch zweimal wöchentlich muskelkräftigende Aktivitäten empfehlen. Zum anderen soll unter Verwendung alltagsbezogener Übungen gezeigt werden, wie tägliche Belastungen, wie zum Beispiel das Tragen einer Getränkekiste, durch regelmäßiges Training einfacher von der Hand gehen und so auch eine gewisse Selbstständigkeit herbeigeführt wird.

2. Inhaltlich-organisatorische Grobplanung des Kursprogramms

Tab. 3: Inhaltlich-organisatorische Grobplanung des Kursprogramms

Kursinhalte	• Theorieteile, die über Mindestmaß an körperlicher Aktivität und die gesundheitsfördernde / präventive Wirkung aufklären • Theorieteile, die Wissen bezüglich der korrekten Übungsausführung und Belastungsgestaltung vermitteln • Theorieteile mit interaktiven Aufgaben, die Hilfestellungen bezüglich der Integration der erlernten Bewegungsmuster in den Alltag geben • Praxisteile: Verschiedene Formen des Kraft-, Ausdauer- und Beweglichkeitstrainings, um Möglichkeiten aufzuzeigen, wie das Mindestmaß an Bewegung erreicht werden kann
Kursdauer (in Wochen)	8 Wochen
Kurseinheiten (Anzahl)	8 Einheiten mit einer Einheit pro Woche
Kurseinheiten (Dauer)	60 Minuten
Zeitaufteilung Theorie/Praxis	Pro Einheit 5 - 15 Minuten Theorie, 45 - 55 Minuten Praxis
Teilnehmerzahl (min. / max)	Mindestens 8 Teilnehmer, Maximal 15 Teilnehmer

Tab. 3 (Forts.): Inhaltlich-organisatorische Grobplanung des Kursprogramms

Kursleiter	Fachkraft mit staatlich anerkanntem bewegungsbezogenen Berufs- oder Studienabschluss mit mindestens 5 ECTS je Trainings- und Bewegungswissenschaften, Medizin, Pädagogik / Psychologie, Theorie und Praxis der Sportarten und Bewegungsfelder; 1 ECTS durch Grundlagen der Gesundheitsförderung und Prävention; 4 ECTS durch eins der bereits genannten Themenfelder. Zusätzlich Einweisung in das Programm „Fit durch den Alltag"
Kursanbieter	zertifizierte Fitness- und Gesundheitsanlagen (BSA-Zert); Zertifizierungsgrundlage: DIN 33961 und Zertifizierungsprogramm Zert-Fit (akkreditiert durch DAkkS)
Benötigte Ressourcen	Räumliche Voraussetzungen: Kursraum für mindestens 15 Teilnehmer und Trainingsfläche des Kursanbieters Personelle Ressourcen: s. Kursleiter Materielle Ressourcen: Gymnastikmatten, Kleingeräte (Bälle mit unterschiedlichem Gewicht, Therabänder, kleine Hanteln), Ausdauergeräte (Fahrrad, Laufband), RPE-Skala, Hocker, Springseile, Steps, Gymnastikmatten, Getränkekiste mit Flaschen, Handtuch, Musikanlage, -player, Musik, Laptop mit Präsentation, Beamer, Ausdruck der Teilnehmerinformationen für jeden Teilnehmer, Stifte für interaktive Theorie-Aufgaben

Die Begründung der Kursinhalte lässt sich aus der Wirksamkeit, die in 1.4 dargestellt ist, ableiten. In den „Nationale(n) Empfehlungen für Bewegung und Bewegungsförderung" (Pfeifer & Rütten, 2017) wird sowohl körperliche Aktivität im aeroben als auch im anaeroben Stoffwechselbereich empfohlen. Damit die Kursteilnehmer verstehen, was darunter gemeint ist, wie sie dieses Mindestmaß erreichen, welche verschiedenen Methoden sie dazu anwenden können und weshalb das für sie überhaupt lohnenswert ist, wird in den Theorieteilen dieses Wissen vermittelt. Es wird sowohl auf die genauen Empfehlungen eingegangen, die wöchentlich an körperlicher Aktivität erreicht werden sollen, als auch auf die gesundheitsförderlichen und präventiven Effekte, die regelmäßige körperliche Aktivität mit sich bringen. Um diese Empfehlungen dann auch in die Praxis umsetzen zu können, nicht nur während der Dauer des Präventionsprogramms sondern auch danach, werden zunächst verschiedene Methoden zur Belastungsdosierung und wesentliche Aspekte einer korrekten Übungsausführung (bezüglich der Körperhaltung, Atmung etc.) durchgesprochen. Diese werden anschließend natürlich in der

Praxis umgesetzt. Zum einen, um den Teilnehmern ein Bewusstsein für ihren eigenen Körper zu geben, das bei der Zielgruppe der körperlich Inaktiven oftmals verloren gegangen ist. Zum anderen werden durch die Umsetzung des Kraft-, Ausdauer- und Beweglichkeitstrainings positive Bewegungserlebnisse kreiert. Zuletzt sollen in Theorieteilen, die durch interaktive Aufgaben an die Teilnehmer ergänzt werden, Maßnahmen zur langfristigen Integration der Bewegung in den Alltag erarbeitet werden. Dies dient dazu, dass auch langfristig die Kraft- und Ausdauerleistung sowie die Beweglichkeit gesteigert wird und so physische, aber auch psychische gesundheitsförderliche Effekte erzielt werden.

3. Inhaltlich-methodische Detailplanung des Kursprogramms

Tab. 4: Inhaltlich-methodische Detailplanung des Kursprogramms

Wo-che	Kurs-ein-heit	Hauptthema der Kursein-heit	Lernziele	Lerninhalte	Umsetzungsas-pekte
1	KE1	Gesundheits-fördernde und präventive Effekte körperlicher Aktivität / Folger der Inaktivität	Theorie: • Verständnis für die Notwendigkeit regelmäßiger körperlicher Aktivität wecken Praxis: • Spaß an der Bewegung finden	Theorie: • Übersicht über die Folgen körperlicher Inaktivität • Positive Effekte regelmäßiger, gezielter Bewegung Praxis: • Kennenlernspiele • Spiele mit Belastung im aeroben Stoffwechselbereich • Dehnübungen	Organisationsformen: • Vortrag • Spiele in der Gruppe Medien: • Laptop mit Präsentation, Beamer • Teilnehmerunterlagen, • Musikanlage, Musik Hilfsmittel: • Bälle, Hocker, Handtuch

Tab. 4 (Forts.): Inhaltlich-methodische Detailplanung des Kursprogramms

2	KE2	Empfehlungen bezüglich körperlicher Aktivität in Bezug auf Umfang und Intensität	Theorie: • Auseinandersetzung mit dem individuellen Erreichen der Mindestmaße an körperlicher Aktivität Praxis: • Gespür für verschiedene Intensitäten entwickeln	Theorie: • Darstellung der Nationalen Empfehlungen zur Bewegung und Bewegungsförderung Praxis: • Zirkel mit verschiedenen Kraft- und Ausdauerstationen	Organisationsformen: • Vortrag • Zirkeltraining in der Gruppe Medien: • Laptop mit Präsentation, Beamer • Teilnehmerunterlagen • Musikanlage, Musik Hilfsmittel: • Gymnastikmatten • Bälle, Hocker • RPE - Skala
3	KE3	Belastungsdosierung im Ausdauertraining	Theorie: • Beherrschen verschiedener Ausdauerformen und dazugehöriger Parameter zur Belastungsdosierung Praxis: • Entdecken einer Ausdauertrainingsform, die gut in den Alltag integriert werden kann	Theorie: • Erklären mehrerer Ausdauerformen mit dazugehörigen Belastungsparameter Praxis: • Zirkel aus verschiedenen Ausdauertrainingsformen	Organisationsformen: • Einweisung in die verschiedenen Methoden (Vorführung) • Zirkeltraining in der Gruppe Medien: • Musikanlage, Musik Hilfsmittel: • Fahrradergometer • Laufbänder • Springseile • Steps • RPE - Skala

Tab. 4 (Forts.2): Inhaltlich-methodische Detailplanung des Kursprogramms

4	KE4	Belastungsdosierung im Krafttraining	Theorie: • Verstehen der Hintergründe bezüglich der Krafttrainingsbereiche Praxis: • Gespür für die richtige Belastung während des Krafttrainings entwickeln	Theorie: • Erklärung der Begriffe Hypertrophie (Muskelaufbau), Kraftausdauer, Maximalkraft und dazugehörige Belastungsgefüge Praxis: • Zirkel aus Kraftübungen für alle großen Muskelgruppen	Organisationsformen: • Vortrag • Zirkeltraining in der Gruppe Medien: • Laptop mit Präsentation, Beamer • Teilnehmerunterlagen • Musikanlage, Musik Hilfsmittel: • Gymnastikmatten • Kleine Hanteln • Bälle • Therabänder • RPE - Skala
5	KE5	Übertragung des Ausdauer- und Krafttrainings in alltägliche Bewegungsformen	Theorie: • Erkennen, wie Training im Alltag umgesetzt werden kann Praxis: • Entdecken verschiedener Trainingsmöglichkeiten im Alltag	Theorie: • Erklärung des Hintergrunds dieser Einheit Praxis: • Beispiele für Übungen im Haushalt, Büro etc.	Organisationsformen: • Kurzes Gruppengespräch • Praktische Übungen in der Gruppe Medien: • Teilnehmerunterlagen Hilfsmittel: • Hocker • Handtuch • Getränkekiste mit Flaschen • Steps

Tab. 4 (Forts. 3): Inhaltlich-methodische Detailplanung des Kursprogramms

					Organisationsformen: • Vortrag mit interaktiven Aufgaben zum Thema • Gemeinsames Durchführen verschiedener Übungen in der Gruppe
6	KE6	Bedeutung und Gestaltung von Mobilisations- und Beweglichkeitstraining	Theorie: • Erkennen der Bedeutung von Beweglichkeit Praxis: • Beweglichkeitstraining eigenständig durchführen können	Theorie: • Bedeutung von Beweglichkeit im Alltag Praxis: • Mobilisations- und Dehnübungen	Medien: • Teilnehmerunterlagen • Musikanlage, Musik Hilfsmittel: • Gymnastikmatte • Handtuch
7	KE7	Individuelle Gesundheitsziele und Integration des Gelernten in den Alltag	Theorie: • Erarbeitung individueller Ziele • Umsetzungspläne in die Praxis erstellen Praxis: • Leicht umsetzbare Trainingsformen finden	Theorie: • Zielformulierung nach der SMART-Formel • Handlungsplan erstellen Praxis: • Kleiner Zirkel aus Kraftübungen • Ausdauertraining • Mobilisationsübungen	Organisationsformen: • Nach kurzem Erklären eigenständige Erarbeitung der Pläne durch die Teilnehmer Medien: • Teilnehmerunterlagen Hilfsmittel: • Stifte für jeden Teilnehmer • Gymnastikmatten • Getränkekiste mit Flaschen, Hocker, kleine Hanteln, Bälle, Therabänder • Fahrrad, Laufband

16/22

Tab. 4 (Forts.4): Inhaltlich-methodische Detailplanung des Kursprogramms

8	KE8	Mögliche Barrieren und deren Überwindung	Theorie: • Barrieren identifizieren und Strategien zu deren Überwindung entwickeln Praxis: • Vermittlung eines positiven Körpergefühls	Theorie: • Erarbeiten verschiedener Barrieren und Lösungsvorschläge Praxis: • Zirkel verschiedener Partnerübungen mit Spielen / kleinen Wettkämpfen	Organisationsformen; • Interaktives Erarbeiten • Zirkeltraining in der Gruppe Medien: • Teilnehmerunterlagen Hilfsmittel: • Stifte für jeden Teilnehmer • Gymnastikmatten • Bälle, Hocker, Steps • Fahrrad, Laufband

4.Dokumentation und Evaluation des Kursprogramms

Tab. 5: Dokumentation und Evaluation des Kursprogramms

Übergeordnetes Kursziel	Messbares Interventionsziel	Zielindikator	Erhebungsmethode	Erhebungsinstrument	Messzeitpunkte (t)
Steigerung der körperlichen Aktivität	Steigerung der körperlichen Aktivität auf mindestens 150 Minuten pro Woche mit moderater Intensität, 75 Minuten pro Woche mit höherer Intensität oder in Kombination	Moderat-intensive körperliche Aktivität in Minuten pro Woche	Standardisierte schriftliche Befragung	Freiburger Fragebogen zur körperlichen Aktivität	t_0 = 1 Woche vor Kursbeginn t_1 = letzte Kurseinheit nach 8 Wochen
Verbesserung der Ausdauerleistungsfähigkeit	Verbesserung des Fitnessindex um mindestens eine Stufe im Klassifikationsschema	Fitnessindex (in Abhängigkeit der Testdauer und der Erholungsherzfrequenz)	Sportmotorischer Test	Havard Step Test	t_0 = erste Kurseinheit t_1 = letzte Kurseinheit nach 8 Wochen
Steigerung der Kraftfähigkeit	Steigerung des maximal bewältigten Gewichts für 12 Wiederholungen an der Beinpresse um mindestens 5 kg	Maximal bewältigtes Gewicht für 12 Wiederholungen an der Beinpresse	Sportmotorischer Test	X-RM-Test	t_0 = erste Kurseinheit t_1 = letzte Kurseinheit nach 8 Wochen

18/22

5.Literaturverzeichnis

Bouchard, C., Blair, S. N., & Katzmarzyk, P. T. (2015). Less Sitting, More Physical Activity, or Higher Fitness? *Mayo Clinic Proceedings, 90*(11), 1533–1540.

Busch, M. A., Schienkiewitz, A., Nowossadeck, E., & Gößwald, A. (2013). Prävalenz des Schlaganfalls bei Erwachsenen im Alter von 40 bis 79 Jahren in Deutschland: Ergebnisse der Studie zur Gesundheit Erwachsener in Deutschland (DEGS1). *Bundesgesundheitsblatt - Gesundheitsforschung - Gesundheitsschutz, 56*(5–6), 656–660.

Effertz, T., Garlichs, D., Gerlach, S., Müller, M. J., Pötschke-Langer, M., Prümel-Philippsen, U., & Schaller, K. (2014). *Den Tsunami der chronischen Krankheiten stoppen: Vier Maßnahmen für eine wirkungsvolle und bevölkerungsweite Prävention. Strategiepapier der Deutschen Allianz Nichtübertragbare Krankheiten (DANK) zur Primärprävention.* Berlin: Deutsche Allianz Nichtübertragbare Krankheiten (DANK). Zugriff am 19.08.2020. Verfügbar unter https://www.dank-allianz.de/files/content/dokumente/150612_DANK-Strategiepapier.pdf

Finger, J. D., Mensink, G. B. M., Banzer, W., Lampert, T., & Tylleskär, T. (2017). Gesundheitsfördernde körperliche Aktivität in der Freizeit bei Erwachsenen in Deutschland. *Journal of Health Monitoring, 2*(2).

Gößwald, A., Schienkiewitz, A., Nowossadeck, E., & Busch, M. A. (2013). Prävalenz von Herzinfarkt und koronarer Herzkrankheit bei Erwachsenen im Alter von 40 bis 79 Jahren in Deutschland: Ergebnisse der Studie zur Gesundheit Erwachsener in Deutschland (DEGS1). *Bundesgesundheitsblatt - Gesundheitsforschung - Gesundheitsschutz, 56*(5–6), 650–655.

Hauner, H., Moss, A., Berg, A., Bischoff, S. C., Colombo-Benkmann, M., Ellrott, T., Heintze, C., Kanthak, U., Kunze, D., Stefan, N., Teufel, M., Wabitsch, M., & Wirth, A. (2014). Interdisziplinäre Leitlinie der Qualität S3 zur „Prävention und Therapie der Adipositas". *Adipositas - Ursachen, Folgeerkrankungen, Therapie, 08*(04), 179–221.

Heidemann, C., Du, Y., Schubert, I., Rathmann, W., & Scheidt-Nave, C. (2013). Prävalenz und zeitliche Entwicklung des bekannten Diabetes mellitus: Ergebnisse der Studie zur Gesundheit Erwachsener in Deutschland (DEGS1). *Bundesgesundheitsblatt - Gesundheitsforschung - Gesundheitsschutz, 56*(5–6), 668–677.

Klein, S., Krupka, S., Behrendt, S., Pulst, A., & Bleß, H.-H. (2016). *Weißbuch Adipositas—Versorgungssituation in Deutschland*. Berlin: Medizinisch Wissenschaftliche Verlagsgesellschaft.

Krug, S., Jordan, S., Mensink, G. B. M., Müters, S., Finger, J., & Lampert, T. (2013). Körperliche Aktivität: Ergebnisse der Studie zur Gesundheit Erwachsener in Deutschland (DEGS1). *Bundesgesundheitsblatt - Gesundheitsforschung - Gesundheitsschutz, 56*(5–6), 765–771.

Lee, I.-M., Shiroma, E. J., Lobelo, F., Puska, P., Blair, S. N., & Katzmarzyk, P. T. (2012). Effect of physical inactivity on major non-communicable diseases worldwide: An analysis of burden of disease and life expectancy. *The Lancet, 380*(9838), 219–229.

Neuhauser, H., Kuhnert, R., & Born, S. (2017). 12-Monats-Prävalenz von Bluthochdruck in Deutschland. *Journal of Health Monitoring, 2*(1), 57–63.

Pfeifer, K., & Rütten, A. (2017). Nationale Empfehlungen für Bewegung und Bewegungsförderung. *Das Gesundheitswesen, 79*(S 01), S2–S3.

Robert Koch-Institut. (2015). *Gesundheit in Deutschland* (Gesundheitsberichterstattung des Bundes - Gemeinsam getragen von RKI und Destatis). Berlin. Zugriff am 19.08.2020. Verfügbar unter http://www.gbe-bund.de/pdf/GESBER2015.pdf

Robert Koch-Institut. (2016). *Bericht zum Krebsgeschehen in Deutschland 2016*. Berlin. Zugriff am 01.09.2020. Verfügbar unter https://www.bundesgesundheitsministerium-.de/fileadmin/Dateien/3_Downloads/K/Krebs/Krebsgeschehen_RKI.pdf#

Schienkiewitz, A., Mensink, G. B. M., Kuhnert, R., & Lange, C. (2017). Übergewicht und Adipositas bei Erwachsenen in Deutschland. *Journal of Health Monitoring, 2*(2), 21–28.

Schubert, F., & Lalouschek, W. (2006). Schlaganfall. In J. Lehrner, G. Pusswald, E. Fertl, I. Kryspin-Exner, & W. Strubreither (Hrsg.), *Klinische Neuropsychologie: Grundlagen—Diagnostik—Rehabilitation* (S. 303–314). Vienna: Springer.

Schulz, K.-H., Meyer, A., & Langguth, N. (2012). Körperliche Aktivität und psychische

Gesundheit. *Bundesgesundheitsblatt - Gesundheitsforschung - Gesundheitsschutz*, *55*(1), 55–65.

Statistisches Bundesamt. (2020a). *Krankheitskosten: Deutschland, Jahre, Krankheitsdiagnosen (ICD-10)*. Zugriff am 09.09.2020. Verfügbar unter https://www-genesis.-destatis.de/genesis/online?operation=previous&levelindex=3&step=3&titel=Ergebnis&levelid=1600423158381&acceptscookies=false#abreadcrumb

Statistisches Bundesamt. (2020b). *Todesursachen nach Krankheitsarten 2018 in %*. Zugriff am 21.08.2020. Verfügbar unter https://www.destatis.de/DE/Themen/Gesellschaft-Umwelt/Gesundheit/Todesursachen/_inhalt.html

World Health Organization (Hrsg.). (2005). *Preventing chronic diseases: A vital investment*. Geneva: World Health Organization.

World Health Organization. (2018). *Germany*. Noncommunicable Diseases (NCD) Country Profiles. Zugriff am 19.08.2020. Verfügbar unter https://www.who.int/nmh/countries/deu_en.pdf

6. Tabellenverzeichnis

BEI GRIN MACHT SICH IHR WISSEN BEZAHLT

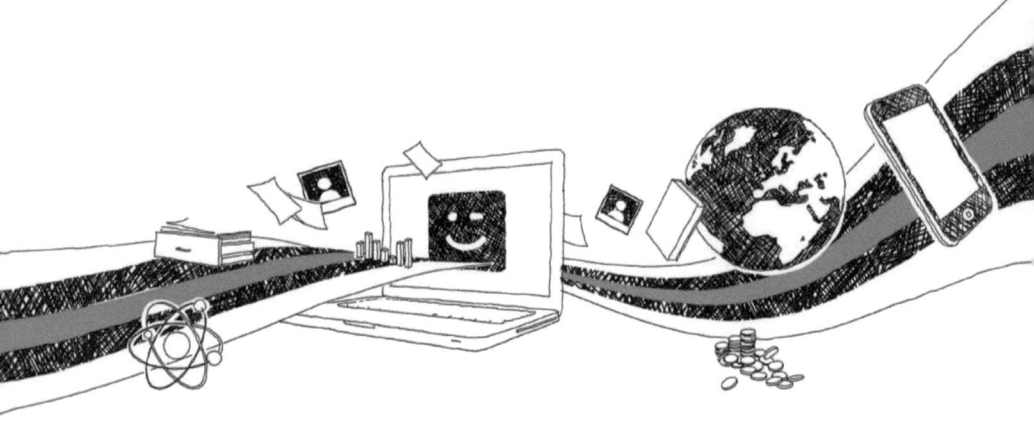

- Wir veröffentlichen Ihre Hausarbeit,
  Bachelor- und Masterarbeit

- Ihr eigenes eBook und Buch -
  weltweit in allen wichtigen Shops

- Verdienen Sie an jedem Verkauf

Jetzt bei www.GRIN.com hochladen
und kostenlos publizieren

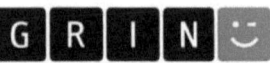